Bouches-du-Rhône
N° 109
1876

QUELQUES RÉFLEXIONS GÉNÉRALES

SUR LA

NATURE ET LE TRAITEMENT

DE LA

PARALYSIE GÉNÉRALE

SPINALE DIFFUSE SUBAIGUË

PAR

F. PERREYMOND

DOCTEUR EN MÉDECINE DE LA FACULTÉ DE PARIS, ANCIEN ÉLÈVE DES HÔPITAUX
ET MEMBRE DE LA SOCIÉTÉ DE MÉDECINE DE MARSEILLE

(Avec une Planche)

PARIS

GERMER-BAILLIÈRE, LIBRAIRE-ÉDITEUR

17, RUE DE L'ÉCOLE DE MÉDECINE, 17

1876

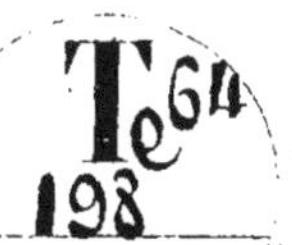
Te 64
198

QUELQUES RÉFLEXIONS GÉNÉRALES

SUR LA

NATURE ET LE TRAITEMENT

DE LA

PARALYSIE GÉNÉRALE

SPINALE DIFFUSE SUBAIGUË

PAR

F. PERREYMOND

DOCTEUR EN MÉDECINE DE LA FACULTÉ DE PARIS, ANCIEN ÉLÈVE DES HÔPITAUX
ET MEMBRE DE LA SOCIÉTÉ DE MÉDECINE DE MARSEILLE

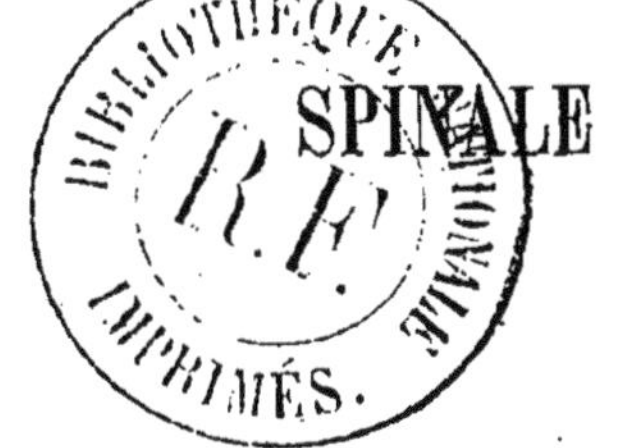

(Avec une Planche)

PARIS

GERMER-BAILLIÈRE, LIBRAIRE-ÉDITEUR

17, RUE DE L'ÉCOLE DE MÉDECINE, 17

1876

MARSEILLE. — TYP. ET LITH. BARLATIER-FEISSAT PÈRE ET FILS.

QUELQUES RÉFLEXIONS GÉNÉRALES

SUR

LA NATURE ET LE TRAITEMENT

DE

LA PARALYSIE GÉNÉRALE

SPINALE DIFFUSE SUBAIGUË

Il y a longtemps que M. Duchenne (de Boulogne) a décrit une variété de myélite qu'il a appelée Paralysie générale spinale sans aliénation. Les résultats de ses recherches parurent dans un mémoire intitulé : *Etude comparée des lésions anatomiques de l'atrophie musculaire graisseuse progressive et de la paralysie générale spinale sans aliénation.* Les observations de Laboulbène (1), de Leubuscher et Froman (2), de Gull (3), de Ludwig Mäyer (4), enfin, les publications plus récentes de Leyden (5), d'Hallopeau (6), et de M. Duchenne de Boulogne lui-même (7), contribuèrent par des apports successifs à établir le tableau symptomatologique de l'affection.

(1) Laboulbène. (*Union médicale*, 1855).
(2) Leubuscher et Froman. (*Deutsche klinik*, 1857).
(3) Gull. (*Guy's Hospital reports*, 1859 et 1862).
(4) Ludwig Mayer. (*Virchow's Arch.* 1865).
(5) Leyden. (*Arch. Für Psych.* 1872).
(6) Hallopeau. (*Étude sur la sclérose diffuse périé pendymaire* , 1869 ; *Étude sur les myélites chroniques diffuses, Arch. Gén. de méd.* 1871-72).
(7) Duchenne de Boulogne. (*Electrisat local* , 3ᵐᵉ édit. 1872).

Malgré tant de remarquables travaux, cette maladie n'a pas encore la place qui lui revient de droit dans la clinique usuelle. La raison en est que la paralysie générale spinale n'est pas une maladie à symptômes bien saillants comme l'ataxie locomotrice ou l'atropie musculaire progressive, par exemple, et que, M. Duchenne le reconnaît lui-même, personne ne saurait jamais trouver une ressemblance parfaite entre deux cas de paralysie spinale. A mon avis cependant, le *mode d'invasion et de progression, les temps d'arrêt, les amendements trop souvent, hélas ! illusoires, les rechutes*, en un mot, *une évolution extrêmement irrégulière et capricieuse* suffisent pour la différencier des autres maladies aiguës ou chroniques de l'axe spinal.

Maladie de l'adulte, elle débute d'ordinaire, brusquement par des douleurs ou des phénomènes paralytiques. La douleur manque quelquefois ; ou bien elle arrive après la perte des mouvements volontaires. La paralysie peut se montrer petit à petit ou subitement, revêtir la forme paraplégique ou hémiplégique, envahir d'abord les membres supérieurs ou inférieurs ; etc... Le plus souvent, cependant, la paralysie suit la marche ascendante. La contracture se rencontre quelquefois, surtout dans la période ultime. L'anesthésie générale ou par places manque rarement. On a noté l'exagération de la motilité réflexe. Seule, l'*irrégularité du mode d'invasion est donc le fait le plus constant*. Cliniquement elle occupe , selon la belle expression de M. Charcot, une place intermédiaire entre les formes aiguës et les formes chroniques des amyotrophies spinales.

L'anatomie pathologique, bien que n'ayant pas prononcé en dernier ressort, semble confirmer ce qu'indique l'étude des symptômes. Les désordres profonds que subissent les masses musculaires indiquent que les grandes cellules motrices ont été frappées ; mais les troubles trophiques eux-mêmes montrent que ces mêmes cellules des cornes antérieures sont atteintes d'une façon moins aiguë que dans la paralysie infantile, moins chronique que dans l'atrophie musculaire progressive (type Duchenne-Aran). La contracture, qui se rencontre parfois, est causée par l'envahissement des cordons antéro-latéraux. Les douleurs, l'anesthésie générale ou par places ne nous permettent pas de faire, de cette affection, une myélite uniquement antérieure et parenchymateuse. Les lacunes de substance spinale qu'ont noté M. Hallopeau (1), MM. Cornil et Lépine (2), enfin d'autres observateurs militent en faveur d'une première période *inflammatoire et interstitielle*. En effet, M. Charcot considère ces lacunes comme le dernier terme du ramollissement inflammatoire, et M. Clarke qui partage cette opinion, les appelle *aréoles de désintégration granuleuse*. Indépendamment de ces lacunes que l'on rencontre aussi bien dans la substance grise que dans la substance blanche, le microscope montre que dans bien des endroits la névroglie a subi la transformation ou métamorphose fibrillaire. Les cellules nerveuses ont disparu en grande partie ; à peine si l'on en rencontre quelques-unes atrophiées, allongées, etc., etc... Les parties ayant subi la transformation fibroïde complète montrent soit des lacunes, soit des vaisseaux à parois sclérosées.

Certaines lacunes que l'on rencontre au centre des parties franchement fibroïdes se produiraient, d'après Hallopeau (3), non plus par *ramollissement inflammatoire*, mais *chroniquement* par perte de substance au milieu du tissu sclérosé lui-même consécutivement à la rétraction des éléments de nouvelle formation. Il cite comme exemple un cas de sclérose sus épendymaire ou l'examen microscopique montra plusieurs points de la moelle ou le réticulum avait subi la métamorphose fibrillaire complète. De ces points partaient des prolongements cellulaires ou fibreux, s'anastomosant entre eux et formant des mailles par leurs anastomoses. A mesure que les prolongements s'approchaient de la lacune, les mailles devenaient de plus en plus grandes et de plus en plus lâches. A l'appui de cette opinion, sur le mode de formation des lacunes,

(1) Hallopeau. (*Étude sur les myélites diffuses généralisées*).
(2) Cornil et Lepine. *Observat. du nommé D.*
(3) Hallopeau, (*De la myélite sus épendymaire*, 1869).

on peut encore citer l'agrandissement des diamètres du canal épendymaire noté par Hallopeau lui-même et par MM. Cornil et Lépine dans leur remarquable observation.

D'après ces travaux, les lacunes auraient donc deux origines : l'une aiguë l'autre chronique. Je ne sais si l'anatomie pathologique ne viendra par contredire quelque jour l'une ou l'autre de ces hypothèses ; toujours est-il qu'elles sont rationnelles et partant admissibles jusqu'à preuve du contraire.

A l'heure actuelle, nos connaissances nous permettent donc de dire sans trop de crainte d'être dans l'erreur, quelle est la nature de la paralysie générale spinale. C'est une myélite *diffuse* évoluant dans le système spinal *antérieur* presque exclusivement, et s'il nous était permis de nous servir d'une formule algébrique pour lui assigner une place dans le cadre nosologique, nous dirions *qu'au point de vue de l'acuité elle est à la myélite scléreuse primitive ce que la myélite aiguë généralisée est à la myélite aiguë circonscrite.* C'est une maladie de *transition*, et le nom de myélite *subaiguë*, que lui a donné M. Duchenne, lui convient admirablement.

Cette place intermédiaire qu'elle occupe, cliniquement parlant, entre les affections aiguës et les affections chroniques spinales, peut lui être dévolue sans conteste au point de vue du pronostic. Plus grave que les amyotrophies de l'enfant ou de l'adulte, maladies où la rétrocession plus ou moins complète des symptômes de la première période est la règle, moins redoutable que les amyotrophies chroniques à marche toujours et fatalement progressive, elle rétrograde quelquefois ; et si l'on n'a vu que rarement la rétrocession *normale* de la paralysie infantile ou de l'adulte être entravée par une rechute, il ne faut pas avoir observé bien des paralysies spinales diffuses subaiguës pour savoir que, dans cette affection, l'envahissement par poussées successives est la règle et la marche rétrograde est exceptionnelle. J'ai réuni dans un tableau les cas plus intéressants de paralysie spinale subaiguë que renferme la littérature médicale. On a cité quelques cas de guérison ou d'amélioration considérable : malheureusement ils sont rares.

Cas ayant présenté des rémissions plus ou moins complètes

- **Cas d'Andral,** (in Ollivier d'Angers).
- **Cas de Laboulbène,** (Union Médicale 1855).
- **Cas de Leubuscher et Froman,** (Deutche Klinik 1857).
- **Cas de Gull,** (Guy's Hospital Reports 1859 et 1862)
- **Cas de Schuppel,** (archiv. füc Psych 1866).
- **Cas d'Hallopeau,** (Étude sur les myélites chroniques diffuses).
- **Cas de Clarke et Thudicum.**

Cas de mort rapide par le Bulbe.

- **Cas de Trousseau,** (clinique de l'Hôtel-Dieu).
- **Cas de Trousseau,** (relaté par Empis, Gazette des hôpitaux).
- **Cas de Scheneevogt,** (Holland. Acad der Wissench, avril 1856).
- **Cas de Ludwig Mayer,** (Ein fall von allgemeiner progressiven muskelatrophie, Virchow's arch. 1863).
- **Cas de Cornil et Lépine,** (1874).
- **Cas de Perreymond,** (obs. n° 1 du mémoire).
- **Cas de Duchenne,** (obs. 81 et 82 Elect. local. 3ᵉ édit.).

Le pronostic n'est donc pas toujours très bénin. Quelle influence pouvait avoir la thérapeutique sur une pareille affection. « Les progrès considérables que la pathologie « spinale a fait dans ces derniers temps ont, dit M. Bernheim, éclairé le diagnostic, complété le pronostic (1); ils « ont, hélas! peu ajouté à l'art de guérir les paralytiques... « Malgré nos incertitudes, il faut soigner les malades. »

Ce que M. Bernheim dit si justement des myélites en général, peut très-bien s'appliquer à la paralysie générale spinale subaiguë en particulier; « et l'électrothérapie, dit le « même M. Bernhein, si efficace contre les paralysies rhuma-« tismales, fonctionnelles, périphériques, non toujours « inefficace contre les maladies à marche progressive des « centres nerveux, est la seule conquête réelle que la théra-« peutique des maladies nerveuses ait faite dans ces derniers « temps. »

Je doute que les préparations de phosphore, le nitrate d'argent, les sels de strychnine puissent arrêter ou améliorer la paralysie spinale. La médication révulsive a été appliquée

______
(1) *Dict. encyclopédique,* tom. VIII, 2ᵐᵉ série (article *moelle*).

dans toute sa rigueur chez le mommé R..., qui fait le sujet de mon observation n° 1, et le malade n'en a retiré aucun avantage marqué. Les bains de mer, les bains d'eaux thermales sulfureuses ou alcalines ont été conseillés : on a promené les malades de Barèges à Plombières, d'Aix en Savoie à Wildbad, de Bourbon l'Archambault aux Boues de Saint-Amand. Madame Gua..., qui fait l'objet de notre observation n° 2, est retournée totalement paralysée des eaux de Guagno (Corse), où elle était allée pouvant encore se tenir sur ses jambes. Cependant, il est probable qu'un certain nombre de paralytiques généraux spinaux, surtout au début de la maladie, auraient des chances de voir leur affection se modifier dans sa marche par l'emploi fréquent de douches froides le long de la colonne vértébrale. Mais l'agent thérapeutique appelé à rendre les plus grands services dans la paralysie générale spinale subaiguë est l'électricité.

A propos d'électricité, qu'on me permette une petite digression. Dès sa naissance, l'électrothérapie se sépara de toutes les autres branches de la médecine. Elle tomba bientôt ainsi entre les mains de médecins ignorants qui crurent posséder à fond la science de l'électricité du moment où ils connurent le maniement de leur appareil, et pis encore, dans celles de charlatans éhontés qui publièrent une quantité de guérisons d'autant plus facilement obtenues, que les malades n'avaient jamais existé. Il ne fallut rien moins que les remarquables travaux des Remak, des Duchenne, des Du Bois Reymond, des Onimus, etc..., pour la retirer de la déconsidération générale et certes bien méritée, dans laquelle elle était tombée. De nos jours encore, on voit manier des appareils par des médecins qui, ayant puisé quelques rares connaissances physiques et physiologiques dans d'anciens traités d'électrothérapie, refusent toute utilité aux acquisitions nouvelles que font tous les jours la physiologie et la nevropathologie.

Dans la paralysie générale spinale, c'est la moelle qu'il faut électriser. Nous ne nous arrêterons pas à énumérer les inconvénients qu'auraient les courants induits appliqués directement sur la région rachidienne. Ils amèneraient rapidement, on le sait, une excitation des plus violentes, excitation que suivrait de près une dépression dont les consé-quences pourraient être funestes. On peut cependant employer les courants faradiques contre l'anesthésie limitée et l'hyperesthésie qui se montrent dans bien des cas de paralysie générale spinale subaiguë. On peut encore agir localement avec eux sur les muscles qui s'atrophient par insuffisance d'influx nerveux. Il vaut cependant mieux s'adresser à la lésion elle-même. Les courants constants sont alors formellement indiqués.

C'est surtout par leurs propriétés *vasomotrices, catalytiques* (Remak, Benedikt) et peut-être encore par une *action spécifique*? que les courants constants agissent sur la moelle épinière. Tout le monde connaît leur influence sur la circulation de l'axe spinal; c'est de toutes leurs propriétés, la plus importante et la moins discutable.

Etant donné la lésion anatomique de la paralysie générale spinale, c'est-à-dire une myélite antérieure subaiguë avec atrophie des éléments nerveux, il serait bien osé celui qui croirait refaire de toutes pièces des tubes nerveux dégénérés des cellules disparues, modifier et faire revenir à l'état normal la névroglie si profondément altérée, enfin régénérer des tissus pour combler les vides produits par la désagrégation molécu-laire. Mais si on raisonne par analogie, on peut admettre qu'il se produit dans la paralysie générale spinale les mêmes altérations primordiales que celles que l'on trouve dans diverses maladies de même ordre affectant le même organe. Dans ces myélites on note une première période dans laquelle la lésion porte d'abord sur les vaisseaux capillaires dont les parois présentent une multiplication des noyaux. A ces phénomènes succèdent bientôt des troubles nutritifs : l'élément nerveux souffre. On voit l'importance que peuvent avoir, à ce moment, les courants continus. Postérieurement, quand un certain nombre de cellules et de tubes nerveux ont disparu, qu'ils ont été remplacés par un tissu inerte comprimant ce qu'il reste encore d'éléments intacts, ceux qui restent vivants sont dans de bien mauvaises conditions de nutrition. Lorsque l'atrophie est déjà manifeste, on peut encore, en établissant une circulation plus régulière, enrayer la maladie.

Tout le monde connaît l'histoire de cette malade qui succomba dans le service de M. Charcot, deux ans après avoir guéri d'une paraplégie consécutive à un mal de Pott. A l'autopsie, on trouva la moelle coupée au niveau du point comprimé ; les deux tronçons médullaires étaient réunis par un petit pont de couleur grisâtre. La périphérie de ce pont était constituée par du tissu conjonctif. Au centre, on trouva quelques rares tubes nerveux ramifiés à leurs deux extrémités.

La moelle contient donc, suivant l'heureuse expression de M. Charcot, une grande quantité de *fibres de luxe*, puisque quelques tubes nerveux avaient suffi à rétablir une partie de ses fonctions, les fonctions conductrices.

Sans aller jusqu'à dire, ce qui du reste ne serait pas absurde, que l'électricité peut influer sur la production de ces tubes ramifiés, il est certain qu'elle peut ramener à la *vie active* un certain nombre d'éléments nobles frappés seulement *fonctionnellement*, et le cas de M. Charcot montre qu'il en faut un bien petit nombre pour rendre la conductibilité à l'axe spinal.

Quant à l'action catalytique, action à laquelle MM. Remak et Benedikt accordent une importance capitale, elle ne peut être mise en doute. N'existe-t-elle pas dans le voltamètre, et notre corps ne peut-il pas être comparé à un appareil à liquides, il est vrai, plus complexes ? Malgré cela, je crois qu'on a mis sur le compte de l'action catalytique des courants constants trop de décompositions, de tumeurs, de résorptions d'exsudats ; etc... On ne peut nier cependant la rapidité avec laquelle, sous l'influence des courants de la pile, disparaissent un grand nombre d'épanchements articulaires. Et encore dans ces cas ne peut-on pas expliquer ces phénomènes par l'irritation réflexe des nerfs vaso-moteurs ?

Quant à une action spécifique que posséderaient les courants électriques sur les éléments nerveux, elle n'est pas démontrée encore, et probablement elle ne le sera pas de longtemps.

En résumé : les courants constants sont un excellent agent thérapeutique, et bien maniés ils peuvent rendre de grands services dans la paralysie générale spinale : mais pas plus qu'aucun autre remède ils ne peuvent faire des miracles.

Observation n° 1. — M. R..., Gustave, courtier, âgé de 34 ans.

Paralysie générale spinale subaiguë. — Marche relativement rapide (15 mois), forme descendante. — Mort par paralysie bulbaire.

Le 12 juin 1874, on nous appelle pour donner nos soins à M. R..., courtier en vins, âgé de 34 ans, demeurant à Marseille, rue de Rome. M. R...., est brun, d'une taille au-dessus de la moyenne, d'une constitution sèche. D'après ses renseignements, il n'y a pas eu de maladies nerveuses dans sa famille. Sa mère est en parfaite santé, son père est mort du choléra en 1865.

Il y a 12 ans, M. R... eut un chancre infectant dans le sillon balano-préputial : les accidents secondaires ont été peu marqués sauf la chute des cheveux. Il a suivi six mois un traitement mercuriel et ioduré et l'on ne constate aujourd'hui aucune manifestation syphilitique. Malgré sa profession de courtier en vins, M. R... dit ne jamais avoir abusé des plaisirs de la table, ni fait d'excès vénériens.

Dans la nuit du 29 au 30 juillet 1867, il se rendait de Marseille à Béziers ; une chaleur tropicale l'avait obligé à quitter son vêtement : il s'endormit les bras presque nus, les fenêtres du wagon largement ouvertes et exposé ainsi à un violent courant d'air. Un peu avant d'arriver à la station d'Arles, il se réveilla et fut fort surpris de ne pouvoir remuer la main gauche. Il éprouvait aussi des fourmillements violents dans le pouce et l'index : une paralysie à frigore du radial gauche l'avait puni de son imprudence. En cette occurrence, R... reprit immédiatement le chemin de Marseille, et dès son arrivée il envoya chercher son médecin feu Romulus Boyer. Ce regretté confrère lui conseilla :

1° Des frictions deux fois par jour avec le baume de Fioravanti ;

2° Une mouche de Milan sur le point épi-condylien et une deuxième sur l'articulation radio-carpienne ;

3° Une pilule (matin et soir) de strychnine. Le malade fut rapidement guéri, et en août 1870, il s'engagea dans un corps de cavalerie française

Il fit la campagne de Sédan et de la Loire, y gagna de légères douleurs rhumatismales, puis à la paix il rentra dans ses foyers. Pendant les hivers de 1872 et 1873, il ne ressentit plus ses douleurs et il s'en crut totalement débarrassé, lorsque, suivant son expression, elles changèrent de place et se montrèrent dans la région cervicale du rachis. Elles augmentèrent très-lentement de décembre 1873 à juin 1874. Dès le mois d'avril il avait commencé à souffrir de fourmillements intenses dans les deux membres supérieurs et surtout dans le membre droit Ces douleurs, à son dire, étaient continues avec exacerbation sans être cependant fulgurantes. Il éprouvait aussi dans les articulations de l'avant-bras avec le carpe, des douleurs que les changements de température rendaient presque intolérables. La parésie et des phénomènes d'engourdissement ne tardèrent pas à se manifester dans les deux membres supérieurs, toujours avec prédominance dans le membre droit. Les membres inférieurs étaient encore à cette époque remarquablement indemnes. Le 22 mai au matin, voulant écrire une lettre, il ne put tenir le porte-plume qui, à plusieurs reprises, lui échappa des doigts. La marche de la maladie avait considérablement aigri le caractère de M. R... Il accusa son médecin de ne pouvoir le guérir, et, sur le conseil d'un de ses amis, il me pria de le visiter.

Le 12 juin, je le trouvai assis dans son jardin, la tête basse, les mains sur les genoux et enveloppées d'un linge humide qu'un domestique changeait tous les quarts d'heure. M. R..., souffrait beaucoup en ce moment-là de douleurs et de fourmillements dans les articulations de la main. D'après ce qu'il me dit, ces linges humides diminuaient les douleurs. Je le priai d'aller se coucher pour pouvoir mieux l'examiner. Il se leva assez péniblement de dessus son siége, puis se raffermissant sur ses jambes, il traversa tout son jardin, long d'environ vingt mètres, sans trop de peine. Je remarquai cependant que la jambe gauche était plus difficilement portée en avant que la droite. Les bras pendaient inertes le long du corps. Pour monter les escaliers, le domestique de M. R.... fut obligé de l'aider en le soutenant et en le soulevant par derrière.

Ce fut la région rachidienne que nous commençâmes à examiner. Dès le début de la maladie, R... souffrait d'une douleur spontanée, sourde, paroxystique dans la région cervicale de la colonne vertébrale. Cette douleur s'exagéra par la pression digitale, et il nous fut possible de lui assigner des limites. Elle s'étendait de la deuxième vertèbre, l'axis, à la proéminente. La région dorsale nous parut indemne ; mais arrivé sur les apophyses épineuses, des vertèbres lombaires la pression digitale éveilla une sensation pénible, sensation qui devint beaucoup plus vive quand nous appliquâmes sur elles une éponge trempée dans l'eau chaude et intolérable quand cette même éponge passa sur les vertébrales du cou déjà spontanément douloureuses. Le malade nous dit ne pas souffrir de douleurs en ceinture. Nous avons déjà dit que les membres supérieurs, le droit surtout, étaient depuis le mois d'avril, le siége de fourmillements intenses, et que les articulations de l'avant-bras et de la main le torturaient cruellement, surtout par les temps humides. Nous ne reviendrons pas sur les caractères de ces douleurs, caractères que nous avons décrits plus haut. Toute la région antibrachiale antérieure et externe du côté droit est anesthésiée ; la peau de tout l'avant-bras droit et de la main est froide, comme momifiée surtout dans la région anesthésiée. Du côté gauche, pas de points insensibles, la peau est moins sèche, moins froide au toucher.

Les membres inférieurs, bien moins frappés que les supérieurs, sont cependant loin d'être normaux. Le jambe gauche presque tout entière et la plante du pied sont le siége d'une anesthésie incomplète, il est vrai, mais assez marquée surtout à la jambe. La jambe droite est à peu près indemne. On note cependant une certaine difficulté qu'a le malade à reconnaître par le simple contact et les yeux fermés, le poli, la dureté ou l'étendue des corps qu'on applique sur elle. Les pincements et les piqûres un peu intenses sont ressentis, mais l'eau à 5° centigrades éveille la même sensation que l'eau à 15°. Si l'écart de température devient plus considérable, il est accusé par le malade.

Nous avons parlé plus haut de la sécheresse et de la froideur de la peau. Nous avons mesuré avec un thermomètre médical à mercure, gradué au dixième de degré, les différences de température dans les quatre membres du malade. Voici comment nous avons opéré. Nous avons appliqué le thermomètre sur la partie cutanée dont nous désirions connaître la température. Le réservoir et le tube étaient recouverts d'une couche épaisse d'ouate et d'une bande non serrée, puis nous avons refait la même expérience sur les parties correspondantes de notre corps, en laissant le thermomètre pendant le même temps et dans les mêmes conditions.

Les chiffres que nous donnons ont été obtenus par quatre explorations faites à quatre reprises.

Comme il y avait entre les chiffres obtenus des écarts de dixièmes de degré, nous avons pris la moyenne.

Membres sains.						Membres malades.
Avant-bras droit rég. ant.	t.	$34°\ {}^{2}/_{10}$	—	$32°\ {}^{1}/_{10}$
» gauche »	»	»	$34°\ {}^{2}/_{10}$	—	$33°\ {}^{7}/_{10}$
Jambe gauche »	»	»	$34°\ {}^{5}/_{10}$	—	$32°\ {}^{6}/_{10}$
» droite »	»	»	$33°\ {}^{5}/_{10}$	—	$33°\ {}^{2}/_{10}$

Le plus fort écart est celui que présente l'avant-bras droit du malade, la différence est de $2°\ {}^{1}/_{10}$ entre lui et des parties homologues saines. Les organes des sens sont tous intacts.

Au point de vue de la motilité, M. R... est encore plus frappé. Nous avons dit que son membre droit supérieur était totalement paralysé ; le membre gauche, quoique assez malade, lui rend encore de grands services ; c'est avec lui qu'il porte les aliments à la bouche. Ils sont tous les deux d'une flaccidité remarquable et, le malade nous le fait observer lui-même, ils présentent une certaine diminution des masses musculaires. Cette diminution porte principalement sur les régions antibrachiales antérieure et externe droites, et sur les muscles de la région postérieure de l'avant-bras gauche. Les muscles des éminences thénar et hypothénar paraissent respectés : Nous verrons tout à l'heure qu'ils ont perdu plus ou moins leur excitabilité faradique. Les membres inférieurs ne sont pas amaigris. Ils ne présentent à noter aucune déformation ni aucune attitude vicieuse. On constate dans les quatre membres, dans les supérieurs surtout, des soubresauts fibrillaires que l'on peut, du reste, faire apparaître en pinçant les muscles. Nous avons trouvé l'excitabilité électro-musculaire intacte dans les muscles de la face, diminuée dans les deux muscles deltoïdes, abolie dans les muscles des régions antibrachiales antérieure droite et postérieure gauche, affaiblie dans les muscles des éminences thénar et hypothénar du membre gauche, disparue dans ces mêmes régions du membre droit. L'excitabilité est totalement éteinte dans la jambe gauche, diminuée dans la cuisse du même côté. La jambe droite, la moins frappée réagit aussi moins vivement qu'à l'état normal sous l'influence des courants faradiques.

Les fonctions de la vessie et du rectum ne sont pas troublées; pas d'excitation génésique ni d'impuissance.

Tel était l'état de M. R. vers la fin juin 1874. Craignant, en raison des antécédents, que la syphilis put être pour quelque chose dans la maladie de M. R. je prescrivis un traitement antisyphilitique mixte.

Bichlorure d'hydrargyre à la dose de 0,01 centigr. par jour.

Iodure de potassium à la dose de 1 gramme   id.

Je lui fis appliquer ensuite une couche de teinture d'iode le long de la colonne vertébrale, à titre de révulsif. J'ordonnai de la renouveler tous les jours.

Je lui proposai aussi l'emploi des courants continus. Soit dit en passant, M. R. ne s'était prété que fort difficilement à l'examen des muscles par les courants induits. Il avait cependant cédé. Mais quand il fut question de lui appliquer les électrodes sur le dos, ils'y refusa carrément affirmant qu'il aimait mieux vivre paralysé que de sé voir foudroyer d'un moment à l'autre. Pour comble de malheur, quelques jours après M. R. eut des accès cardialgiques et il les mit sur le compte de l'exploration faradique. Tous mes efforts ne purent vaincre son entêtement

Malgré la médication antisyphilitique, la maladie continua sa marche. Le 2 juillet je revis M. R., qui refusa de nouveau les courants galvaniques et me pria de ne jamais plus lui en parler.

Quelques jours après on vint me chercher en toute hâte :

Il se plaignait de douleurs vives occupant les aines et remontant des deux côtés de l'abdomen pour venir se joindre dans la région épigastrique. Il accusait encore d'autres douleurs entre les deux épaules, s'irradiant vers la base du tronc. Il faisait des efforts extrêmement pénibles pour vomir et les vomissements se composaient de matières bilieuses et sanguinolentes : le cœur battait avec violence. C'était la première fois que M. R... éprouvait cette singulière espèce de cardialgie qui a nom de crise gastrique. Au bout de quelques instants, elle diminua d'intensité. J'ordonnai une potion calmante qui, comme on le pense bien, ne calma rien du tout. Deux heures après, la crise recommença et cet état d'agitation dura deux jours; puis, tout rentra dans l'ordre. Ces crises gastriques se sont encore reproduites à deux reprises pendant la durée de la maladie, mais avec moins d'intensité.

Petit à petit les jambes commencèrent à moins le supporter, le pied droit traînait à terre ; enfin, au mois de décembre, il ne pouvait plus se tenir debout. La paralysie avait aussi progressé rapidement dans la main et le bras gauches. En janvier de l'année 1875, on dut le faire manger. Il ne pouvait plus élever la main jusqu'à la bouche, et d'autre part, la cuillère ou la fourchette lui échappaient des mains. Résolu à agir plus vivement, je lui appliquai dix pointes de feu de la grosseur d'une pièce de 20 centimes, sur la colonne vertébrale ; six, sur la région cervicale ; quatre, sur la région lombaire (10 janvier 1875). Je m'attachai à les faire superficielles, pour pouvoir les répéter le plus souvent possible. Je lui en appliquai de nouvelles, les 18 et 27 janvier : la maladie progressait toujours.

Je ne revis M. R... que le 18 février. Son état m'épouvanta : il avait maigri considérablement. L'anesthésie était devenue complète dans les deux avant-bras et les deux mains, les douleurs très-vives dans les articulations du coude des deux côtés et dans les doigts de la main droite. Il ne pouvait se soulever seul de dessus sa chaise, ni se soutenir quelques secondes sur ses jambes. La langue était paresseuse, la déglutition se faisait mal et souvent les boissons repassaient par le nez ; l'articulation des mots semblait devenir plus difficile. Le rectum et la vessie étaient frappés à leur tour.

M. R... ne voulait plus se soumettre à aucune médication. Cédant enfin aux sollicitations de ses parents et amis, il me permit de lui appliquer de nouveau quelques pointes de feu : la maladie n'en continua pas moins sa marche.

Cet état dura huit jours : le 26, une eschare se développa au sacrum ; le 27, le malade, à six heures d'intervalle, eut deux accès de suffocation ; le 28, il expira.

En résumé, M. R.. est atteint il y a 15 mois, de phénomènes d'hyperesthésie dans les régions cervicale et lombaire de la moelle épinière. Le membre droit d'abord puis le membre gauche supérieurs sont le siége de douleurs sourdes avec exacerbation. La main droite se paralyse la première ; ce n'est que dans la période ultime que la gauche lui devient inutile. Les membres inférieurs sont frappés à leur tour, des crises cardialgiques analogues à celles qui tourmentent si souvent les malheureux ataxiques viennent torturer à trois reprises le malade. La médication antisyphilitique puis les pointes de feu sont incapables d'arrêter ou d'améliorer la maladie. La moelle allongée est à son tour atteinte, et la mort arrive par envahissement des noyaux bulbaires.

A part quelques irrégularités, ce cas peut être donné comme un cas type de paralysie générale spinale, diffuse subaiguë : La progression est assez rapide, elle n'offre pas le moindre temps d'arrêt, pas la plus petite rémission. D'ordinaire la marche est ascendante ; ici elle envahit d'abord les membres supérieurs puis les membres inférieurs. Cependant à un moment donné la lésion se propage de la région cervicale au bulbe et l'envahissement des noyaux d'origine du pneumogastrique ferme la scène.

Observation n° 2. — Madame Gua..., 45 ans.

Paralysie générale spinale diffuse subaiguë. — Traitement par les courants électriques constants et continus. — Amélioration considérable.

Depuis six mois nous visitions M R..., quand M. le Dr Bouisson nous conduisit chez une de ses clientes, Mme G..., demeurant à Marseille, rue Paradis. Mme G... est âgée de 45 ans, d'un tempéramment nerveux. — Elle affirme ne jamais avoir eu de maladie constitutionnelle et elle a joui d'une parfaite santé jusqu'en 1866. A cette époque, il se développa, sous le sein gauche, à la suite d'un coup, une petite tumeur qui, d'abord de la grosseur d'une noisette, atteignit en huit jours le volume d'un œuf. Elle continua à grossir très-rapidement et gagna bientôt la région inguinale gauche : dans l'espace de quelques mois elle avait acquis les dimensions d'un fœtus à terme. Je n'ai pu avoir aucune indication sur la nature de cette tumeur. D'après Mme G..., elle était indolente, bien limitée, arrondie.

Diverses médications furent employées : Elles restèrent sans résultat. En désespoir de cause, on voulait tenter l'opération, mais au dernier moment on y renonça. Abandonnée à elle-même, la tumeur continua à augmenter encore un peu, resta quelques mois stationnaire, puis diminua lentement. Deux ans après il n'en restait plus la moindre trace. Quelques toniques achevèrent de rendre à Mme G... santé pleine et entière. Malheureusement elle ne devait pas en jouir longtemps.

En octobre 1873, elle commença à ressentir des élancements dans le genou, élancements accompagnés de crampes et de fourmillements dans le pied droit. Ces douleurs étaient continues et présentaient des exacerbations violentes lors des changements de température.

Dans le courant de novembre, ces douleurs s'irradièrent dans la cuisse et la fesse droite, puis atteignirent bientôt l'articulation coxo-fémorale. La région lombaire, qui dès le début de l'affection avait présenté quelques points sensibles, devint le siége d'une hypéresthésie très-marquée.

L'état de notre malade ne se modifia pas sensiblement jusqu'au mois d'avril 1874. Dès cette époque, les douleurs commencèrent à diminuer rapidement : la malade n'eut pas à s'en réjouir, car avec la disparition de l'hypéresthésie arrivèrent les phénomènes paralytiques. A une sensation de pesanteur dans le membre inférieur, succéda bientôt de la parésie, puis l'akinésie complète (fin mai 1874).

Après la jambe, l'auriculaire et l'annulaire droits furent frappés, mais sans *douleurs prémonitoires*. La maladie continuant sa marche, les autres doigts de la main, puis l'avant-bras, enfin le bras furent successivement envahis (juin 1874).

Dès le début, M. le Dr Bouisson avait prescrit l'iodure de potassium à haute dose. En juillet, il engagea Mme G... à aller passer quelques semaines à Guagno (Corse). Une saison thermale d'un mois n'exerça aucune influence apparente sur la marche de la paralysie générale spinale.

A Guagno, un médecin de Paris, M. le Dr Legrand, avait conseillé à Mme G..., un traitement électrique, l'électrisation de la moelle par les courants constants.

De retour à Marseille, possédée de cette idée, Mme G... envoya chercher un *électriseur* qui, en guise de courants voltaïques, lui administra une douzaine de fois des courants induits, et au lieu d'électriser la moelle épinière, lui appliqua bravement les électrodes sur la jambe paralysée. Les secousses très-violentes, les douleurs relativement très-vives que produisait ce mode d'électrisation, y firent renoncer.

M. le Dr Villard fut alors appelé en consultation : Avec son habileté habituelle, il reconnut immédiatement une myélite envahissante, et se rangeant à l'avis de M. le Dr Legrand, il recommanda l'électrisation par les courants constants. Il indiqua aussi à la famille, la mort possible de Mme G... par l'envahissement des noyaux bulbaires : sur son conseil, M. Bouisson me fit appeler auprès de la malade.

Nous vîmes une première fois ensemble, Mme G... (5 novembre). Un examen assez rapide des grandes fonctions, de la motilité et de la sensibilité, à part cependant la forme hémiplégique qui m'intriguait assez, me firent diagnostiquer une paralysie générale spinale sans aliénation. M. le Dr Bouisson m'ayant demandé si l'application des courants électriques constants étaient capables d'exercer une influence favorable sur la marche de la paralysie, je lui répondis que tel était mon avis. A sa demande, je me chargeai de Mme G...

Du 10 au 15 novembre, j'examinai successivement et avec soin toutes les grandes fonctions chez la malade. Au point de vue de la sensibilité, j'ai noté plus haut que seul le membre inférieur droit avait présenté des phénomènes douloureux. La main et le bras du même côté avaient été envahis sans présenter la moindre hyperesthésie. La région lombaire seule était spontanément douloureuse. La pression digitale et l'éponge imbibée d'eau chaude, exagèrent faiblement la sensibilité. La région cervicale non spontanément douloureuse, le devient faiblement par ces moyens, encore faut-il les porter à leur maximum d'intensité.

Le membre inférieur droit, qui avait présenté des phénomènes hyperesthésiques, aujourd'hui totalement disparus, est le siége d'une anesthésie cutanée considérable. Elle occupe toutes les régions plantaire, pédieuse, jambière et fessière. La région crurale antérieure est moins atteinte, quoique ayant conservé une sensibilité très-obtuse. Mme G..., surtout dans la sphère du sciatique, n'a plus les notions d'étendue, de dureté. On la chatouille sous la plante du pied sans qu'elle éprouve une sensation quelconque : la sensibilité tactile est donc fortement atteinte. L'insensibilité à la douleur n'est pas moins remarquable. On peut chatouiller, pincer, piquer la peau sans que la malade ressente la moindre douleur. Les différences de température sont aussi très-mal appréciées Il faut des écarts de 25 à 30 degrés centigrades pour que la différence soit nettement perçue.

La température de la peau est remarquablement diminuée. Je n'ai pas mesuré, comme dans la précédente observation, les modifications thermiques qu'a amené l'envahissement du membre. Mais je puis affirmer qu'il y a certainement 2 degrés centigrades en moins qu'à l'état normal. Mme G... se plaint de ne pouvoir réchauffer cette partie, devenue très-sensible aux écarts de la température ambiante.

A côté de l'anesthésie cutanée, on note l'anesthésie musculaire. Les diverses excitations portées sur les muscles, les piqûres, les courants galvaniques ou faradiques, restent sans résultats.

Quant à la démarche de la malade, elle est modifiée tout autant à cause de l'anesthésie plantaire que consécutivement à l'atrophie musculaire.

Le membre supérieur droit présente aussi des modifications remarquables de la sensibilité cutanée On peut dire, cependant, que sauf dans les doigts annulaire et auriculaire, l'anesthésie est notable sans être considérable. C'est surtout l'analgésie qui domine. Quant aux deux doigts annulaire et auriculaire (je puis même ajouter la région hypothénar), toute espèce de sensibilité y est *absolument perdue*. L'anesthésie musculaire n'existe véritablement que dans ces points où elle est complète aussi.

Le membre inférieur gauche, qui semble indemne à première vue, n'est pas non plus respecté ; car si avec le compas de Weber on se livre à des recherches plus minutieuses, on voit que l'écartement nécessaire aux deux branches pour donner lieu à deux sensations est, aux régions plantaire et crurale, le double et le triple de celui que M. Brown-Séquard assigne comme devant les produire à l'état normal.

D'autre part, les piqûres et les excitations électriques ne sont pas très-vivement ressenties, quoique encore accusées assez distinctement.

Le membre supérieur gauche semble aussi épargné. Il est, au point de vue de la sensibilité, à peu près dans les mêmes conditions que le membre inférieur du même côté.

Les organes des sens sont totalement respectés. Pas de troubles vésicaux ou rectaux.

Au point de vue de la motilité, on note que l'excitabilité électro-musculaire a totalement disparu dans les muscles du pied, de la jambe et de la fesse à droite. Elle persiste encore faiblement à la partie antérieure de la cuisse.

Le membre droit supérieur est bien autrement intéressant à examiner : il est véritablement contracturé. Le bras est appliqué le long du corps, l'avant-bras à demi fléchi et dans la pronation. Les mouvements d'extension sont douloureux ; le poignet est fléchi à angle droit sur l'avant-bras et les doigts recoquevillés vers la paume de la main. Les éminences thénar et hypothénar sont aplaties sans cependant présenter le degré d'émaciation si caractéristique de l'atrophie musculaire protopathique. Leurs muscles ne réagissent pas sous l'influence des courants d'induction et présentent des secousses fibrillaires. Les muscles de l'avant-bras et du bras ont aussi, la grande majorité du moins, diminué de volume et perdu leur excitabilité électrique (fig. I).

Les deux membres gauches à peu près épargnés, commencent cependant à perdre leur irritabilité électro-musculaire. Les muscles de la région jambière antérieure et le pédieux, les muscles des éminences thénar et hypothénar répondent mal aux excitations.

Pas le moindre désordre gastrique jusqu'à l'heure actuelle n'est venu rendre plus insupportable l'état de la malade. Les fonctions digestives s'accomplissent à merveille malgré l'immobilité à laquelle Mme G... se trouve condamnée.

Pour galvaniser la moelle, il n'est pas nécessaire d'employer des courants d'une force exagérée, vu que les masses osseuses qui enveloppent l'axe spinal, conduisent au moins dix fois plus mal l'electricité que la moelle épinière elle-même. Les masses dorso-lombaires sont une cause d'affaiblissement autrement importante. « Mais avec des électrodes allongées et « étroites, pouvant s'enfoncer dans les excavations existant sur « les deux côtés des apophyses épineuses, et en humectant bien « la peau, on peut avec des courants faibles obtenir des effets « considérables » (1).

L'appareil dont nous nous sommes servi est composé de 30 éléments de Daniell. Nous avons rejeté l'élément de Remak (Daniell modifié) bien qu'il soit reconnu excellent par MM. Cyon, Onimus et autres savants névropathologistes. La

(1) Cyon. *Galvanisation de la moelle*, page 199.

résistance intérieure, qui est déjà très considérable quand l'appareil commence à fonctionner, devient énorme lorsque la sciure de bois est imprégnée de sulfate de zinc, et elle peut devenir assez grande pour égaler la résistance extérieure représentée par le corps humain, les électrodes, les fils conducteurs ou même la dépasser. Il faut alors augmenter indéfiniment la grandeur et le nombre des éléments pour obtenir des effets curatifs. Cela est si vrai que 50 à 60 éléments de Remak de très grandes dimensions donnent à peine les mêmes résultats que 15 à 20 éléments de Daniell de dimensions la moitié moindres.

Bien que théoriquement (4ᵉ corollaire de la loi d'Ohm) l'intensité du courant ne soit pas modifiée par l'augmentation de volume des piles, nous avons donné à nos éléments une surface relativement grande (12 cent. de haut. sur 8 cent. de large).

A nos 30 éléments de Daniell nous avons ajouté un *collecteur* pour *combiner* tel nombre d'éléments que l'on désire, un *commutateur* pour *changer*, si lieu est, la direction du courant, enfin un *galvanomètre* pour en *mesurer* à peu près l'intensité.

Nous avons employé le courant descendant d'abord avec 15, puis avec 18 et 22 éléments. Nous avons rarement dépassé ce nombre. Les séances duraient environ vingt minutes (1).

Du 15 novembre à la fin janvier, nous avons électrisé environ six fois par semaine M^mo G.... Cinquante séances environ avaient amené une amélioration considérable (30 janvier 1875).

A cette époque, l'excitabilité électro-musculaire et la sensibilité ont reparu dans les membres gauches. Les douleurs lombaires ont disparu. L'hyperesthésie si intense qu'avait présenté le membre inférieur droit ne se montre plus que lors des changements de température. La sensibilité des muscles et de la peau

____

(1) Nous placions d'abord le pôle positif sur la troisième cervicale et le pôle négatif sur les premières dorsales pendant les dix premières minutes. Pendant le reste de la séance, le pôle positif était appliqué sur les dernières cervicales et le pôle négatif sur les première et deuxième lombaires.

renaît, la motricité reparaît, la malade peut marcher en s'aidant de deux chaises.

L'amélioration est encore plus considérable dans le membre supérieur droit. Il n'est plus contracturé, peut facilement s'éloigner du tronc ; les mouvements d'extension de l'avant-bras ne sont plus douloureux, le poignet se meut facilement, les doigts ne sont plus recoquevillés vers la paume de la main et quelques mouvements de flexion et d'extension sont possibles. Les masses musculaires des éminences thénar et hypothénar sont devenues plus saillantes, l'excitabilité électrique y est presque normale. Un certain nombre de muscles semblent cependant perdus à jamais. Nous verrons cependant qu'ils ont récupéré dans la suite toutes leurs fonctions.

Pendant les mois de février et de mars nous avons continué le traitement. De jour en jour l'état de la malade s'améliore. Le mieux se montre surtout dans le membre droit supérieur : Mme G... peut s'habiller seule et commencer à tenir l'aiguille. La station et la progression deviennent faciles; enfin, le jour de Pâques (27 mars), elle peut se rendre à l'église, située à environ 500 mètres de son habitation. Quelques jours après, un accident malheureux sembla pour quelque temps entraver la guérison. Le 15 avril, Mme G... fit une chute : elle éprouva immédiatement au niveau de l'articulation tibio-tarsienne, une douleur très-vive. Les parties qui entourent la jointure se tuméfièrent de suite ; deux ecchymoses, l'une de la grosseur d'une pièce de cinq francs, sur la partie antérieure de l'articulation; l'autre, au moins trois fois plus considérable, sur la région externe, se développèrent presque immédiatement. J'examinai l'articulation : les mouvements étaient douloureux et même impossibles. Je fis placer le membre dans la position horizontale et je lui imprimai tous les mouvements qu'il est possible d'exécuter à l'état sain. On entoura la jointure de compresses trempées dans l'eau blanche.

Le lendemain nous pûmes constater que le péroné n'avait pas été fracturé. Le gonflement était très-considérable, les mouvements encore plus difficiles que la veille.

Tout le monde connaît les propriétés électrolytiques que Remak attribue au courant galvanique constant dans les affections traumatiques articulaires. Je l'ai employé chez Mme G... et je puis affirmer que j'ai réussi au-delà de toute espérance. Cinq séances de vingt minutes chacune pratiquées du 16 au 20 avril, ont suffi pour faire disparaître presque totalement le gonflement de l'articulation. Le 21, les mouvements n'étaient absolument plus douloureux, la malade pouvait appuyer le pied par terre, et le 30, deux semaines après l'accident, elle pouvait marcher aussi facilement qu'avant sa chute Il y avait encore une certaine hésitation dans la marche, mais elle était due à la crainte de tomber. Rien de notable pendant le mois de mai : sous l'influence du traitement, la maladie rétrogradait toujours. Dès les premiers jours de juin, Mme G... pouvait faire un peu de couture, circuler dans ses appartements sans aucun aide et vaquer à quelques petites occupations Les muscles si contracturées du bras, de l'avant-bras et de la main ont récupéré toutes leurs fonctions; les membres inférieurs sont encore un peu lourds, mais la sensibilité est devenue complète.

De juin à novembre, nous avons interrompu les séances. L'amélioration s'est maintenue dans les membres du côté droit et dans le membre supérieur de l'autre côté. Mais la jambe gauche, qui avait présenté, on se le rappelle, quelques troubles de la sensibilité et de la motilité, est devenue le siége de phénomènes douloureux dans les articulations. Elle est aussi un peu plus difficilement élevée qu'il y a 4 mois (fin novembre 1875). Elle se trouve donc à peu près dans le même état qu'au début du traitement, les douleurs en plus.

Vers le milieu de décembre, nous commençons de nouveau les séances deux fois environ par semaine. Le 15 janvier 1876, les douleurs ont disparu, les muscles répondent parfaitement à l'excitation électrique. La sensibilité est intacte. Il ne reste plus qu'une sensation de pesanteur dans le pied, et à l'instant où j'écris ces lignes, elle n'existerait sans doute plus, si des circonstances indépendantes de ma volonté ne m'avaient obligé une deuxième fois à interrompre le traitement. J'espère cependant pouvoir électriser encore quelques fois d'ici à peu la malade et la voir avant la fin mars totalement guérie.

Actuellement, Mme G .. reste tout le jour sur pieds, peut coudre, faire un peu de cuisine, aller promener presque chaque jour au Prado. Elle n'est pas *guérie* dans toute l'acception du mot : elle est *convalescente*. (Février 1876.)

En résumé : paralysie générale spinale subaiguë à marche ascendante, à forme hémiplégique. Contracture du membre droit supérieur, parésie dans les deux membres gauches. Le traitement par les courants constants améliore rapidement la malade à tel point que quelques séances semblent devoir amener une guérison complète.

Une nouvelle poussée inflammatoire se produit pendant l'interruption du traitement. Quelques applications du courant électrique en font justice et il est à espérer que cette fois la maladie sera éteinte et bien éteinte.

Nous avons posé le diagnostic de « paralysie générale spinale diffuse subaiguë » : Qu'on nous permette quelques réflexions.

La contracture qui se voit quelquefois dans le cours de la paralysie générale, spinale est généralement un phénomène tardif : Elle s'est produite ici de bonne heure. Certes si elle se fût montrée dans le membre inférieur, il n'y aurait rien eu de plus naturel que de se demander si consécutivement à un foyer de myélite plus ou moins aiguë, il ne se serait pas produit une sclérose fasciculée descendante (antéro-latérale) suivie de contracture : la réponse eût été facile. D'autre part, des travaux récents ont démontré que la marche des scléroses secondaires peut-être sujette à des variations qui s'éloignent plus ou moins du prototype admis par Ludwig Türck et Bouchard. Je n'en veux pour exemple que le cas de Michaud (1) qui constata chez une malade atteinte de mal de Pott suivi de compression une *sclérose ascendante latérale* et pas de *sclérose postérieure.*

Nous nous garderons bien d'affirmer que chez Madame G... il se soit produit des phénomènes identiques : nous avons tenu cependant à signaler le fait ; car à bien considérer la main dont nous donnons le croquis (*fig.* 1) ressemble beaucoup plus à celle d'un malade atteint de sclérose latérale

(1) Michaud. *De la méningite et de la myélite dans le mal vertébral* de Pott (*Thèse de Paris*, 1872).

amyotrophique qu'à celle d'un paralytique général spinal, maladie où les déformations se bornent d'ordinaire à un certain degré de flexion des doigts dans la paume de la main (à cause de la proéminence des fléchisseurs).

L'influence des courants continus est dans cette observation on ne peut plus manifeste. Une interruption de quatre mois permet à la maladie de récidiver partiellement ; mais cette nouvelle poussée inflammatoire ne peut résister à l'agent thérapeutique.

Malgré une action indiscutable des courants continus sur les parties enflammées, de longtemps personne n'osera, dans un cas de myélite aiguë généralisée ou même circonscrite, appliquer les électrodes sur la moelle : la gravité même de cette affection est une contre indication formelle. On s'exposerait, en effet, à voir mettre sur le compte de l'agent thérapeutique la mort qu'il n'aurait pu empêcher. Mais dans les formes subaigües, ils peuvent donner de bons résultats par leur *action calmante* : témoin Mme G...

Il est admis, encore aujourd'hui par pas mal de médecins que les courants constants ont une *action excitante* : La physiologie a fait justice de cette erreur et la névropathologie nous montre bien des cas d'irritation spinale heureusement modifiés par eux. Seulement il faut savoir que, pour agir comme sédatifs de l'axe spinal, les courants doivent avoir une *forte tension*, une *action chimique faible*, être *constants* et *continus*. Dans ces cas, seul l'élément de Daniell doit être employé, les piles de Grenet, de Gaiffe, etc..., devant être rejetées, les unes à cause de leur action chimique trop considérable, les autres à cause de leur constance bien moindre que celle de l'élément au sulfate de cuivre.

1er Mars, 1876.

BIBLIOTHÈQUE NATIONALE — R. F. — IMPRIMÉS.

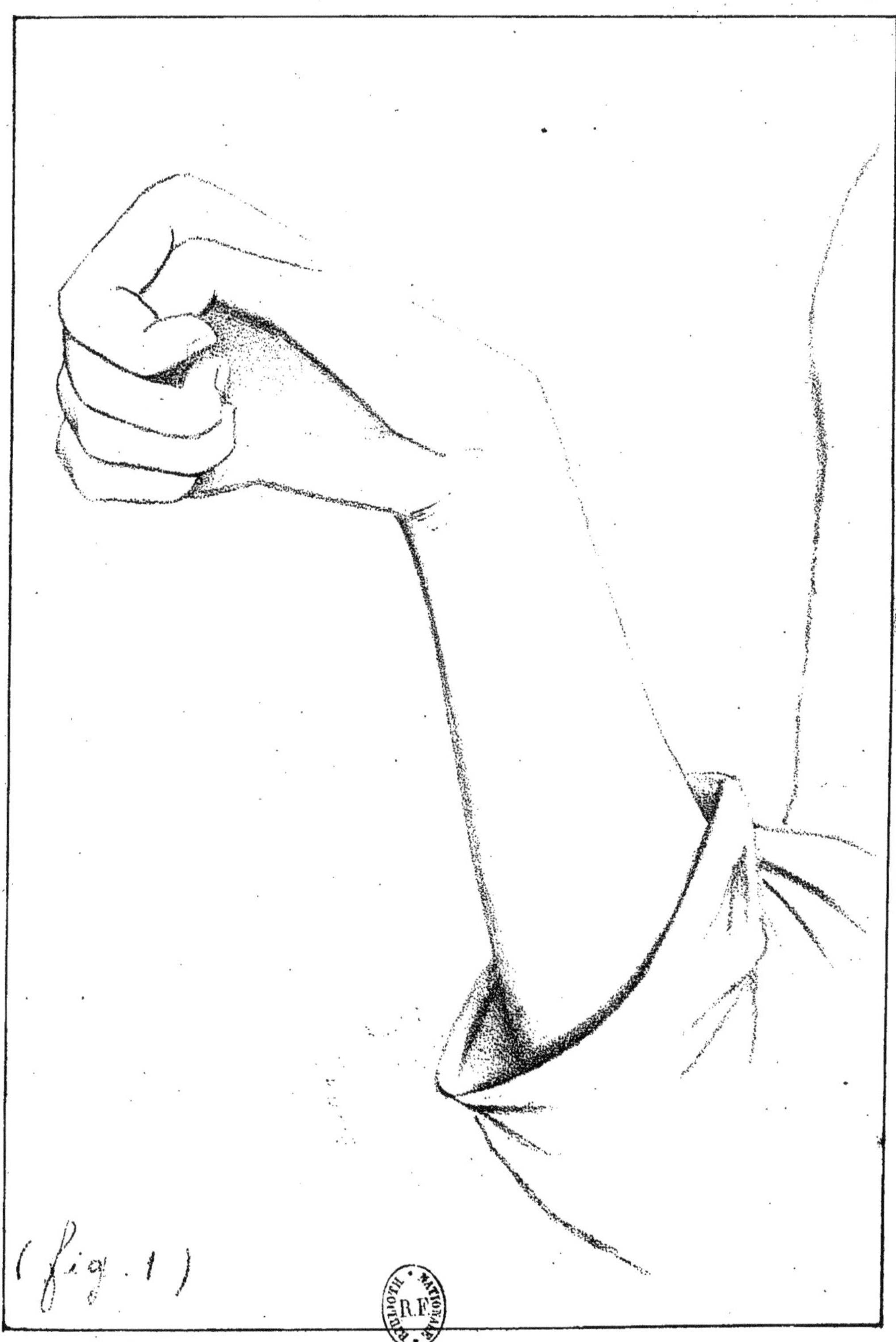

(fig. 1)

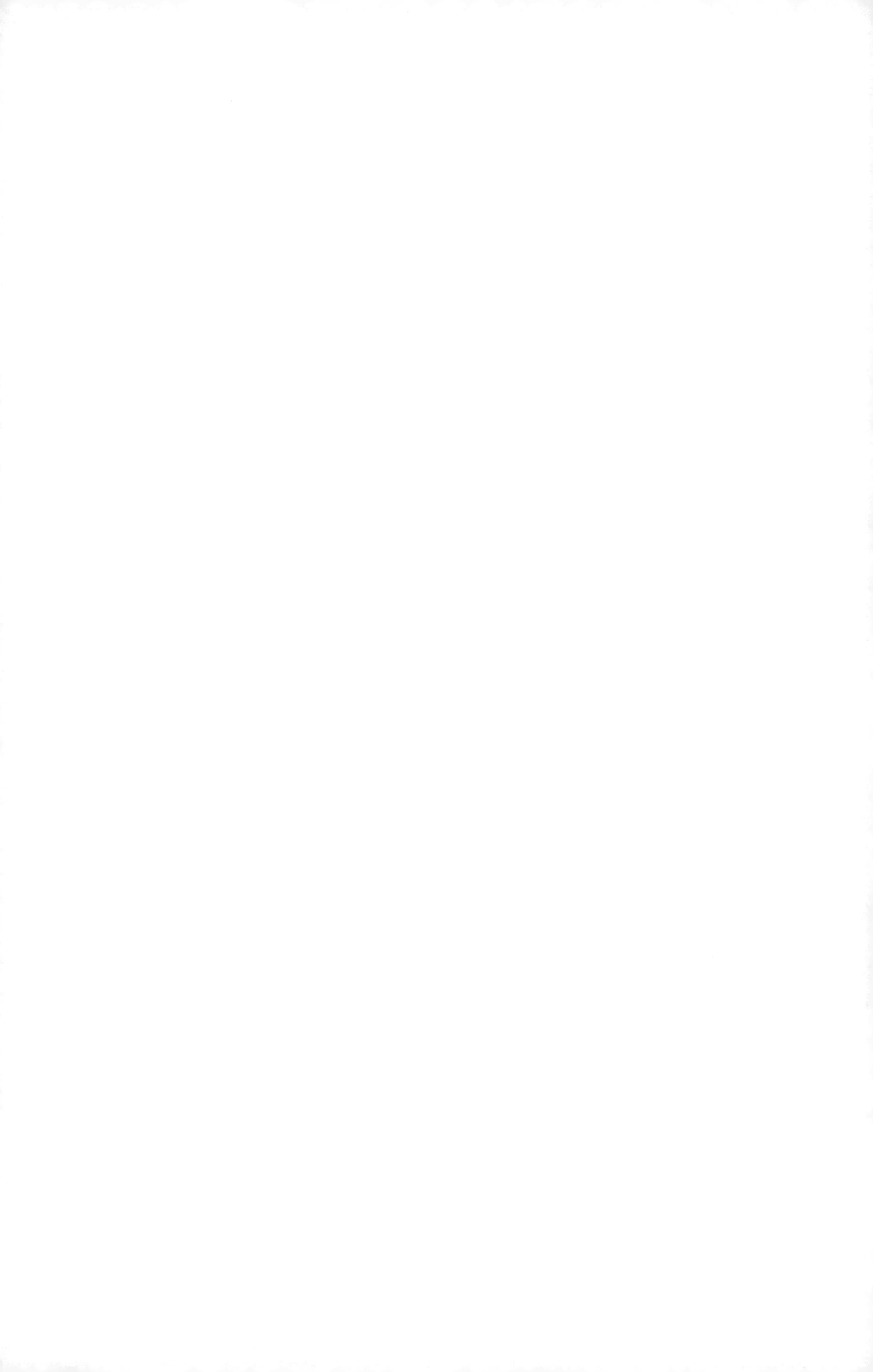

www.ingramcontent.com/pod-product-compliance
Ingram Content Group UK Ltd.
Pitfield, Milton Keynes, MK11 3LW, UK
UKHW021206140726
13695UKWH00005B/2371